Localisation

de la Tuberculose

au niveau de la Mastoïde

Chez les Nourrissons

MONTPELLIER

G. Firmin, Montane et Sicardi

LOCALISATION

DE LA

TUBERCULOSE

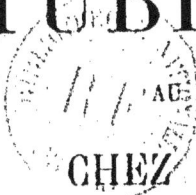

AU NIVEAU DE LA MASTOÏDE

CHEZ LES NOURRISSONS

PAR

Désiré TRON

DOCTEUR EN MÉDECINE

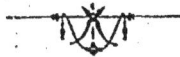

MONTPELLIER

IMPRIMERIE G. FIRMIN, MONTANE ET SICARDI

Rue Ferdinand-Fabre et Quai du Verdanson

1908

A MON PÈRE ET A MA MÈRE

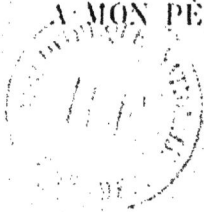

*Leur vie fut un long sacrifice, puissé-je
encore longtemps leur donner des
preuves de ma filiale affection et de
ma profonde reconnaissance.*

A MA COUSINE MADAME VEUVE REY

Hommage d'affectueuse reconnaissance.

A MES MAITRES DES HOPITAUX
ET DE L'ÉCOLE DE MÉDECINE DE MARSEILLE

D. TRON.

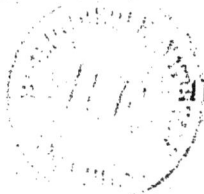

AVANT-PROPOS

Avec ce travail se termine notre vie d'étudiant, qui laissera toujours dans notre cœur des impressions très vives.

Nous tenons, avant d'embrasser notre nouvelle existence, à remercier tous nos maîtres des hôpitaux et de l'École de Médecine de Marseille, pour la grande sollicitude qu'ils nous ont montrée pendant ces quelques années d'études.

A notre premier maître, M. le Professeur Combalat, à MM. les professeurs Villeneuve, Delanglade, Oddo, Boinet et Laget, nous offrons ici l'hommage de notre vive reconnaissance pour l'enseignement qu'ils nous ont donné durant nos années d'externat dans les hôpitaux de Marseille.

A côté de nos maîtres, nous ne saurions oublier les camarades d'études qui nous ont toujours donné les preuves de la meilleure amitié.

Nous gardons en particulier le meilleur souvenir de notre ami, Georges Dugas, interne des hôpitaux ; nous espérons que les liens de franche amitié qui nous unissent ne perdront rien à l'éloignement que les circonstances nous imposent.

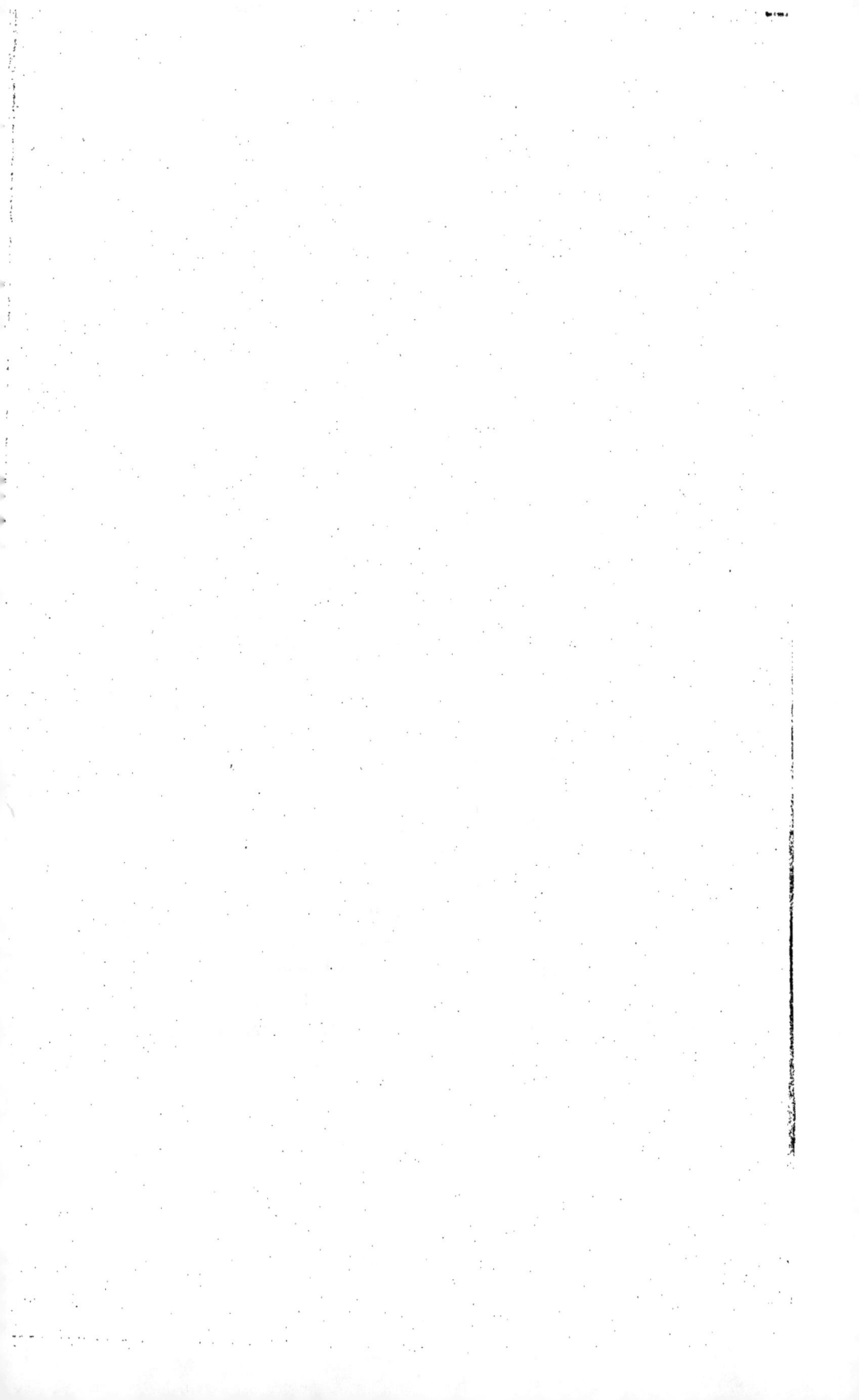

INTRODUCTION

La tuberculose n'est pas rare chez le nourrisson et on sait combien sont fréquentes, par exemple, les méningites tuberculeuses des enfants en bas-âge, surtout dans les grands centres. Mais peu d'auteurs, d'après nos recherches personnelles, se sont occupés, jusqu'ici du moins, des localisations de la tuberculose au niveau de la mastoïde chez les nourrissons.

Cependant, la question a un grand intérêt. Nous sommes persuadé, pour notre part, qu'un certain nombre de méningites tuberculeuses sont consécutives à une mastoïdite qui n'a pas été diagnostiquée ou qui est passée inaperçue. Deux des observations que nous avons pu recueillir viennent à l'appui de cette affirmation. Nous avons donc cru qu'il serait intéressant de faire un travail d'ensemble sur cette question : c'est un sujet qui n'a été encore traité que partiellement dans des thèses ou dans des articles ; toutefois, nous devons signaler les documents très intéressants que nous avons puisés dans les mémoires de Broca, Lubet Barbon et Broca, Millet, Henrici, Isemer et Salamo, dont on trouvera les indications bibliographiques exactes à la fin de ce travail.

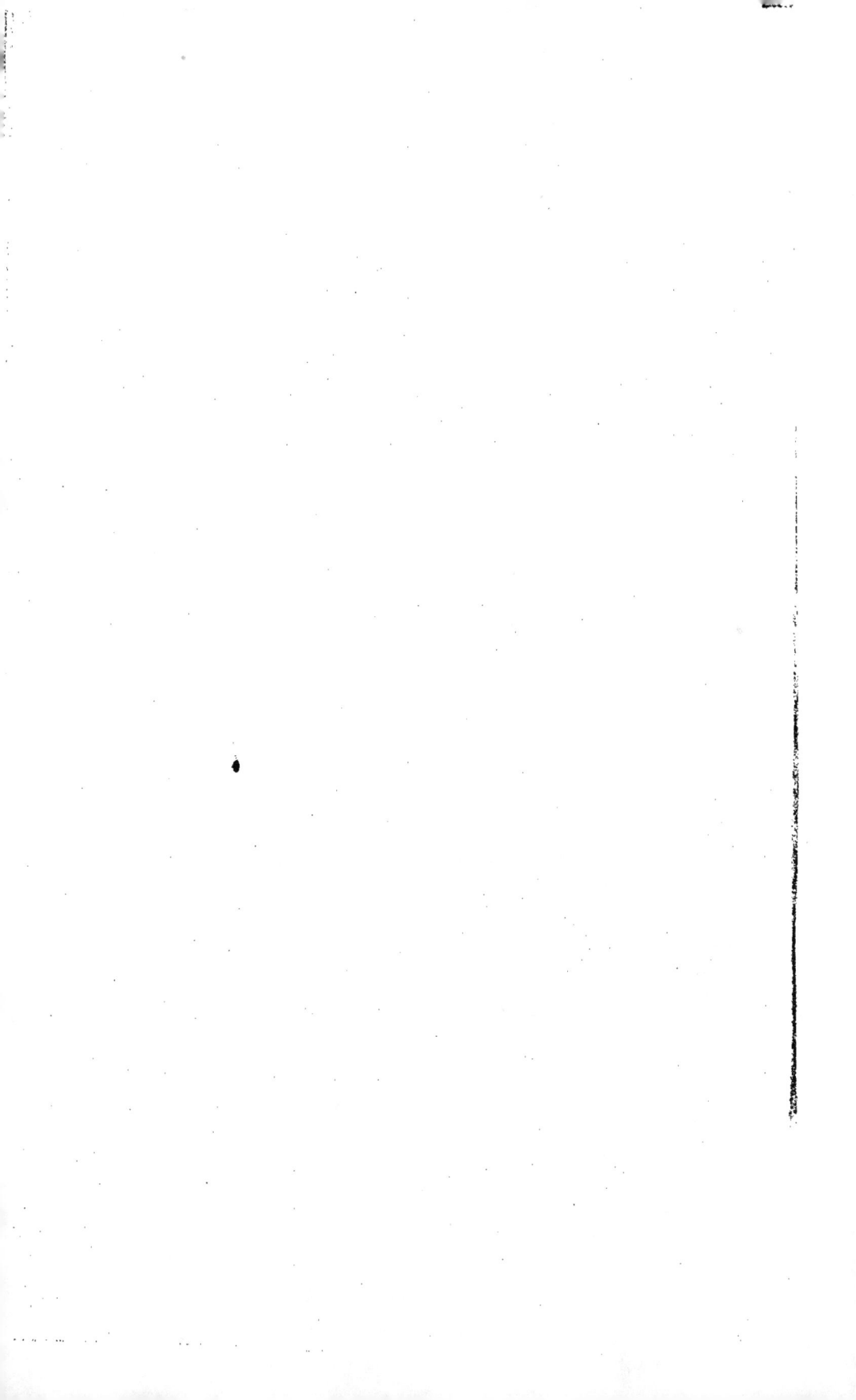

LOCALISATION

DE LA

TUBERCULOSE

AU NIVEAU DE LA MASTOÏDE

CHEZ LES NOURRISSONS

CHAPITRE PREMIER

LES DIVERSES FORMES DE LA MASTOÏDITE
CHEZ LES NOURRISSONS

Les mastoïdites des nourrissons peuvent être aiguës ou chroniques.

Les mastoïdites aiguës sont les plus fréquentes : ce sont celles qui éclatent plus ou moins brusquement au cours d'une otite aiguë. Elles sont caractérisées par une tuméfaction sus-rétro-auriculaire, concordant avec une otite moyenne suppurée aiguë.

Les mastoïdites chroniques sont celles qui surviennent chez des petits enfants dont les oreilles coulent depuis très longtemps. Du fait de l'otorrhée ancienne, ces mastoïdites sont-elles chroniques ? On a certainement trop de tendances à l'affirmer ; l'otorrhée chez un nourrisson n'a pas la même valeur que chez un adulte et, en tout cas, elle est, par définition même, peu ancienne.

De plus, cet écoulement ne signifie pas forcément, comme chez l'adulte, qu'il y a des lésions définitives de la caisse ; il veut dire seulement qu'on a appliqué à la guérison de cette affection une thérapeutique déplorable (lavages répétés, huile de camomille, baume tranquille, etc. etc.).

Notre impression est que la plupart des mastoïdites chroniques sont, si l'on peut dire, *chroniques d'emblée*, c'est-à-dire qu'il existe aussitôt et parallèlement à l'otite des lésions telles que l'opérateur sera conduit tout naturellement à faire l'évidement pétro-mastoïdien et non à se contenter d'une trépanation. Il faut pour que ces conditions soient réalisées, que l'organisme du petit enfant soit infecté d'une façon profonde : or, on le comprendra, la tuberculose est l'infection la plus capable de créer cet état de moindre résistance et c'est pourquoi, comme Salamo, nous sommes tenté d'admettre que, pour la plupart, sinon toutes, les mastoïdites chroniques des nourrissons sont tuberculeuses ou, pour mieux dire, surviennent chez des tuberculeux.

CHAPITRE II

TUBERCULOSE ET MASTOÏDITE CHEZ LES NOURRISSONS

STATISTIQUE GÉNÉRALE

Nous avons recueilli 25 observations de mastoïdite chez des nourrissons tuberculeux : elles sont dues à MM. Lubet-Barbon, Broca, Millet, Roland, Mouchet, Deguy et Salamo, et deux observations inédites.

Dix fois, il s'agissait d'une petite fille et quinze fois d'un petit garçon. Deux fois, la mastoïdite était bilatérale (obs. XVI et XIX) ; douze fois, elle était à droite, et neuf fois à gauche.

La durée de l'écoulement était de 8 jours (obs. IV), de 15 jours (obs. III, VII, XVI), de 3 semaines (obs. VIII, XII), d'un mois (II, X, XV, XVIII), de trois mois (obs. V, XI), de 5 mois (obs. Iᵒ, XX), de six mois (obs. XVII, XXI, XXII), de 7 mois (obs. XIX), de 15 mois (obs. XXIV).

Quatre fois, il n'y avait pas d'otorrhée antérieure (obs. IX, XIII, XIV et XVI).

Au moment de l'opération, deux fois, il n'existait pas de tuméfaction nette sus-rétro-auriculaire (obs. V, X) ; les signes nets de la mastoïdite existaient, dans les autres observations depuis quatre jours (obs. XVII), 5 jours

— 12 —

(obs. XIII), 8 jours (obs. II, III, IV), 10 jours (obs. VII),
15 jours (obs. IX), 18 jours (obs. XII), 20 jours (obs. XV),
21 jours (obs. VIII), 1 mois (obs. XVIII, XXII, XXIV), et
5 mois (obs. XX et XXI).

Dans 4 cas, le père était tuberculeux (obs. XIII, XX,
XXII, XXIV).

Dans 8 cas, il y avait des antécédents fâcheux du côté
de la mère, fausses couches (obs. VII, XXV), congestions
pulmonaires et albumine (obs. VII), tuberculose pulmonaire (obs. XVI, XX, XXII), avec mort (IX), bronchite
suspecte (obs. XIX et XIV).

Dans trois cas, il y a notées plusieurs morts de frères
ou sœurs par méningite tuberculeuse, péritonite tuberculeuse, bacillose généralisée, convulsions.

Quinze fois, le petit malade avait eu, avant son otorrhée et sa mastoïdite une affection grave : diarrhée (obs.
II, VIII, X), débilitation générale (obs. II, IX, XX,
XXIII), grippe (obs. V), coryza persistant (obs. IV), troubles gastro-intestinaux (VII, XV), rougeole (obs. XVI), et
coqueluche (obs. XVI et XVII).

Treize fois, on avait constaté une affection suspecte de
tuberculose avant l'apparition de l'otorrhée et de la mastoïdite chez le nourrisson : impétigo (obs. Ire, IV), méningite ou phénomènes méningitiques (obs. III, V, XXV),
affections ganglionnaires (obs. Ire, XXIV), péritonite
(obs. III), bronchite tenace et persistante (obs. III, VII,
VIII, XIII, XVII, XVIII, XIX, XXIV).

Trois fois, cette affection de nature tuberculeuse était
concomitante (obs. IX, X, XXV).

Quinze fois, il est survenu, après l'opération, une localisation de la tuberculose, qui a précisé le diagnostic étiologique de la mastoïdite : méningite tuberculeuse (obs.
VII, X, XXI, XXIII, XXV), broncho-pneumonie tubercu-

leuse, tuberculose pulmonaire (obs. XI, XXI), tuberculose généralisés (ob. VI, IX, XXII), ganglions trachéobronchiques et mésentériques (obs. XXI), ganglions caséeux sous-auriculaires (obs. XIX), localisation au niveau du 4e métacarpien et de l'avant-bras droit (obs. I).

Une seule fois, l'examen histo-pathologique a été fait et on a décélé la présence du bacille de Koch (obs. IX).

Comme symptômes, avant l'intervention, le plus souvent on n'a rien noté. Parfois cependant, on a constaté de l'agitation, des cris, du délire même (obs. V, VI, IX, XIII, XVIII, XXIII), de la somnolence, des vomissements, un dépérissement général, des troubles cardiaques, etc. ; c'est toujours dans les cas graves, lorsque la mort est survenue peu de temps après l'opération.

Comme signes objectifs, l'otorrhée a été trouvée abondante dans les observations Ire, II, IV, XV, XVII, XXIII, XXIV, XXV, fétide dans les cas Ier, V, XV, XXV ; l'abcès mastoïdien était rouge, tuméfié, prêt à percer deux fois (obs. III et IV), très douloureux à la pression 4 fois (obs. Ire, III, IV, XIII), indolore au contraire 3 fois (obs. VI, XII, XXIV). Une fois (obs. Ire), il y avait en même temps un gros engorgement ganglionnaire dur et adhérent ; trois fois (obs. Ire, XXI, XXIII), il existait une fistule.

Au point de vue de la paralysie faciale, on peut faire quelques remarques intéressantes. Dans 3 cas, elle existait antérieurement à l'opération depuis 5 jours (obs. XXIII), depuis 3 mois (obs. XI) et depuis 5 mois (obs. Ire) ; dans deux cas (obs. VII et VIII), elle s'est manifestée seulement après l'opération. Parmi les 3 premiers cas, 2 sont morts (obs. XXIII de méningite tuberculeuse, obs. XI de broncho-pneumonie tuberculeuse double) ; les deux cas de paralysie faciale post-opératoire sont morts également (obs. VII de méningite tuberculeuse, et obs. VIII d'ostéite diffuse). Il est inutile d'insister sur la gravité considérable de cette complication.

L'intervention a été faite 24 fois et 2 fois des deux côtés, soit 26 fois. Il y a eu 20 évidements, avec 8 morts, et 6 trépanations avec 2 morts.

La guérison a été obtenue en 3 mois au moins et 2 ans au plus (obs. 1er et III).

La mort s'est produite dans 11 cas (10 cas opérés, plus un cas non opéré, obs. XXV); elle a été causée 5 fois par une méningite tuberculeuse (obs. VII, X, XXI, XXIII, XXV), une fois par la tuberculose généralisée (obs. XXII), 2 fois par la cachexie tuberculeuse (obs. VI et IX), une fois par une broncho-pneumonie tuberculeuse double (obs. XI), 2 fois par de l'ostéite diffuse (obs. VIII et XX).

Au moment de l'opération enfin, l'opérateur a noté 2 fois du tissu lardacé (obs. 1er XV), 6 fois du pus crémeux vert clair, d'aspect tuberculeux (obs. IX, XI, XIV, XVII, XXIII, XXIV), 5 fois une perforation spontanée au lieu d'élection (obs. 1er, II, XII, XV, XVIII); 13 fois, l'os a été trouvé friable, nécrosé avec des séquestres plus ou moins volumineux (obs. 1er, III, IV, V, VI, XI, XIV, XVII, XIX, XX, XXI, XXIII) ; 17 fois, il y avait des fongosités abondantes (obs. 1er, II, VII, XII, XX, XXI, XXIV), souvent très fétides (obs. V, VI, VIII, IX, X, XI, XIII, XIV, XVII, XXIII), et 11 fois il existait des produits caséeux (obs. IV, V, VIII, XIV, XV, XVII, XIX, XXIII), et même une véritable bouillie caséeuse (obs. XVI et XVIII).

CHAPITRE III

LA MASTOÏDITE CHEZ LES NOURRISSONS TUBERCULEUX EST-ELLE UNE LÉSION TUBERCULEUSE ?

Nous venons de donner, dans le chapitre II, les résultats de notre statistique, où nous avons examiné 25 nourrissons tuberculeux atteints de mastoïdite. Avons-nous le droit de dire que cette mastoïdite était dans tous les cas de nature tuberculeuse ?

Avec les auteurs qui se sont occupés de cette question, Lubet-Barbon, Broca, Roland, Henrici, Isemer, Salamo, nous ne croyons pas qu'il nous soit permis d'affirmer la nature tuberculeuse d'une lésion de la mastoïde, d'après le seul examen macroscopique.

Rien n'est plus variable, en effet, que l'aspect des lésions osseuses. On peut trouver des séquestres plus ou moins volumineux, de l'ostéite diffuse, de la carie osseuse très étendue, englobant même toute l'apophyse, des produits caséeux, une véritable bouillie osseuse même, des fistules rétro-auriculaires, etc. ; mais toutes ces manifestations n'ont rien de pathognomonique.

On sait, en effet, qu'une apophyse mastoïde de nourrisson est excessivement friable ; à la moindre infection, de quelque nature qu'elle soit, il se produit des phénomènes de destruction ii ase et fréquemment une apophyse entière saute à la curette ; on se trouve alors en présence d'une véritable bouillie fongueuse.

Les fistules n'ont pas de signification plus précise ; il suffit qu'une mastoïdite ait été méconnue à une période aiguë, pour qu'elle se fistulise rapidement.

Les fongosités n'ont pas, semble-t-il, une valeur plus grande au point de vue du diagnostic étiologique ; dans beaucoup de mastoïdes infectées, on les trouve, et même en très grande quantité.

De même, le pus n'est pas pathognomonique.

Seul, le microscope peut trancher la question d'une façon nette ; or, nous n'avons un examen bactériologique que dans l'observation IX ; cet examen a été fait par M. le docteur Deguy, chef de laboratoire à l'Hôpital des Enfants malades, et a donné le bacille de Koch à l'état de pureté.

Ce cas serait donc le seul où il serait permis d'affirmer la nature tuberculeuse de la lésion mastoïdienne.

Cependant, le microscope n'a pas toujours su déceler les bacilles et, avant la découverte retentissante du professeur Koch, avant les travaux bactériologiques, histologiques et anatomo-pathologiques de ces dernières années, l'examen macroscopique et la clinique suffisaient pour affirmer le diagnostic d'une lésion tuberculeuse.

Nous sommes persuadé, pour notre part, que l'examen anatomo-pathologique des lésions trouvées à l'opération, que l'étude minutieuse et attentive des antécédents héréditaires et surtout personnels des petits malades, que l'allure clinique de l'affection peuvent nous permettre d'affirmer, d'une façon presque certaine, la physionomie de cette forme de mastoïdite, rare à la vérité, mais cependant plus fréquente qu'on ne le pense généralement.

Nous allons donc étudier successivement l'anatomie pathologique de la mastoïdite chez les nourrissons tuberculeux, les symptômes et la marche de cette affection, son pronostic et son traitement.

CHAPITRE IV

ANATOMIE PATHOLOGIQUE DE LA MASTOÏDITE CHEZ LES NOURRISSONS TUBERCULEUX

Lorsqu'on a pratiqué chez un nourrisson l'incision pour une mastoïdite, il est de règle qu'on ne trouve pas, quoiqu'on en ait dit, un large décollement périostique.

M. le professeur agrégé Broca, qui a bien étudié cette question, a toujours constaté que, au fond de la poche pleine de pus, on arrive, en arrière et un peu au-dessus du conduit, sur une zone osseuse dénudée, large comme une lentille, alors que l'abcès est gros comme une noisette, ou même comme une noix : c'est la *tache spongieuse* atteinte d'ostéite raréfiante au niveau de laquelle le périoste est ulcéré plutôt que décollé.

Quand on évide l'os, on ne trouve pas, dans la grande majorité des cas, une vraie collection purulente, comme c'est la règle plus tard, mais plutôt des fongosités grisâtres et de l'ostéite raréfiante. Quand le pus s'est écoulé, s'il s'agit d'une mastoïdite chronique, la cuvette, derrière et un peu au-dessus du conduit, gratte sur une surface dénudée, grosse comme une pièce de 20 centimes, rouge, criblée en écumoire de petits trous, laissant sourdre presque toujours des gouttelettes jaunâtres de pus par des pertuis, et assez friable pour que la curette y pénètre pres-

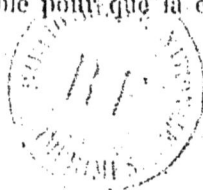

2

que sans effort, comme dans du beurre ; sous elle, on trouve l'autre cavité, grosse comme un pois, pleine de pus plus ou moins lié ou de fongosités souvent très abondantes (Broca).

Or, presque toutes les mastoïdites chroniques chez le nourrisson sont tuberculeuses, et alors on trouve des dégâts plus considérables encore.

Les fongosités sont plus abondantes, fermes, d'un gris rosé (I, II, VII, XII, XX, XXI, XXIV) ; elles répandent une odeur très fétide ; il existe de la friabilité exagérée de l'os, de la nécrose osseuse même, propagée de l'aditus et de la caisse, et les osselets, cariés eux-mêmes, ne sont qu'une véritable bouillie dans un magma caséeux. Enfin, le pus lui-même présente des caractères différents, souvent constatés : il est verdâtre, crémeux, plus clair, il ressemble au pus des abcès froids, il a l'aspect tuberculeux, et, une fois au moins dans nos observations (IX), on a pu constater qu'il contient du bacille de Koch.

CHAPITRE V

ÉVOLUTION DE LA MASTOÏDITE
CHEZ LES NOURRISSONS TUBERCULEUX

Chez le nourrisson tuberculeux, la marche de la mastoïdite est sensiblement la même que chez le nourrisson nor-
mal. Cependant, elle en diffère par quelques points que
nous allons mettre en relief.

1° Elle est plus torpide ;

2° Elle produit plus de dégâts ;

3° Elle affecte volontiers une allure chronique d'emblée ;

4° Elle est plus grave.

Comme pour toute autre mastoïdite, le médecin n'est
en général appelé à donner son avis que lorsque l'abcès
est constitué. Tout de suite, dit Salamo, le médecin constate que le pavillon de l'oreille est anormalement dirigé ;
il est décollé jusqu'à angle droit avec la voûte du crâne,
en sorte que sa face externe est devenue plus antérieure ;
il est, en outre, abaissé et porté en avant.

Cette constatation est instinctive en quelque sorte, si,
comme on doit, on regarde l'enfant bien en face, en com-
parant la situation des deux oreilles. Cette asymétrie pro-
vient de ce que, dans la partie supérieure du sillon rétro-
auriculaire, gagnant en haut, au-dessus du pavillon, vers

la fosse temporale, la peau est tendue, luisante, rouge, et les tissus sont infiltrés et épaissis en une tuméfaction qui efface le sillon, lequel, d'ailleurs, est conservé dans la partie inférieure et parfaitement marqué derrière le lobule.

Pour affirmer le diagnostic, il faut toujours recourir à l'exploration systématique de l'apophyse, mais c'est bien difficile chez les nourrissons qui se débattent, crient et pleurent dès qu'ils voient une personne inconnue les examiner. Cependant, dans un certain nombre de cas, on note de la douleur à la pression, par exemple dans les observations I, III et XIII. Dans d'autres cas, au contraire, la tuméfaction paraît absolument indolore, insensible même (VI, XII et XXIV).

Presque tous les petits malades, en effet, ne semblent pas souffrir d'une façon particulière : ils sont plutôt déprimés, tristes, débilités ; ils portent fréquemment la main derrière leur oreille et ce n'est que par hasard que l'on constate la mastoïdite, d'autant plus que beaucoup de parents encore ne font pas appeler le médecin pour une oreille qui coule et qu'ils considèrent cet écoulement comme salutaire.

Nous le répétons, les petits nourrissons déjà tuberculeux ou en instance de tuberculose, sont de petits êtres plus ou moins débilités, habitués à souffrir silencieusement, et ils ne se plaignent pas davantage quand leur oreille coule ou quand leur mastoïdite se prend : c'est pourquoi la mastoïdite, chez les tuberculeux, mérite bien le nom de torpide, au moins dans la plupart des cas.

Il n'en va pas de même quand le petit enfant fait déjà une complication cérébrale, une méningite tuberculeuse, par exemple comme il est noté dans quelques-unes de nos observations ; il se réveille en sursaut, il est agité, il vomit, il crie constamment et, en même temps, il change de caractère, il dépérit d'une façon progressive ; parfois même, son état général est extrêmement grave : il présente de la contracture, du nystagmus, des convulsions, de la paralysie faciale, et ce sont alors des cas d'un pronostic fatal, mais plus rares, il faut le dire.

Néanmoins, les dégâts occasionnés par la mastoïdite chez les tuberculeux sont toujours *très graves*, comme nous l'avons vu au chapitre de l'anatomie pathologique ; la caisse et l'aditus sont envahis en même temps que la mastoïde et presque toujours, à l'opération, on ne trouve qu'une sorte de bouillie fongueuse où nagent les osselets et les os cariés. Sans doute, dans un certain nombre de cas, la mastoïdite chez les nourrissons tuberculeux a une allure aiguë, c'est-à-dire qu'elle éclate brusquement au cours d'une otite aiguë ; c'est le cas des observations IV, VII, XVI, où l'écoulement était encore récent, de 4 à 20 jours, mais il n'en est pas moins vrai que dans l'immense majorité des cas, l'otorrhée est ancienne ; elle datait de plus d'un mois : dans le cas XXIV même, elle existait depuis quinze mois ; la tuméfaction, signe externe de l'envahissement de la mastoïde, débute presque toujours longtemps après que l'écoulement s'est constitué et longtemps aussi après que la mastoïde est envahie, car, comme nous l'avons dit, nous sommes persuadé que la mastoïdite chez les tuberculeux, est chronique d'emblée, c'est-à-dire qu'elle touche simultanément toute l'oreille moyenne et ses cavités annexes. La tuberculose, pour nous, se localise au niveau de l'oreille moyenne et de la mastoïde et y provoque la formation d'une sorte d'abcès froid, torpide et dévastateur, qui trahit sa présence à l'extérieur par l'écoulement et par la tuméfaction mastoïdienne.

Notre conception est d'ailleurs confirmée par trois ordres de faits : 1° par les observations V et X, où il n'existait pas de tuméfaction extérieure appréciable, et où, cependant, la gouge et la curette ont trouvé des lésions d'aspect tuberculeux ; 2° par l'observation XXV où, en même temps qu'une méningite tuberculeuse, existait un abcès mastoïdien, torpide, ayant tous les caractères d'un abcès froid ; 3° enfin, par les observations IX, XIII, XIV et XVI, où il n'existait pas d'otorrhée antérieure.

Au sujet de ces mastoïdites, non précédées d'otite moyenne suppurée, on a beaucoup discuté, et Salamo leur consacre dans sa thèse tout un paragraphe spécial où il rapporte 32 observations.

Pour donner l'explication de ces faits, plusieurs hypothèses peuvent être envisagées.

1° On peut demander tout d'abord si une collection purulente ne peut s'évacuer par la trompe d'Eustache d'une façon suffisante pour permettre à la tension du liquide dans la caisse de diminuer assez pour que le tympan puisse y résister, tout en restant assez considérable pour produire des phénomènes mastoïdiens. Le fait a été observé chez l'adulte d'une manière très nette (observ. de Didsburg). G. Gellé se rapprochait volontiers de cette manière de voir. On sait, en effet, que, chez le nourrisson, la trompe est droite et l'enfant peut très bien évacuer par sa trompe tout ou une partie de son pus.

2° On a invoqué une disposition anatomique spéciale de la mastoïde, la présence d'une cellule péri-antrale, externe, véritable aditus externe qui doit facilement se laisser envahir par le pus de l'antre, même quand celui-ci se trouve à une très faible pression (Laimé, Bellin, Lenoir). De même, Lombard a signalé une traînée antro-apexienne de cellules qui, créant une communication directe entre l'antre et les cellules de la pointe, explique que le pus,

par l'action de la pesanteur, descende vers celle-ci (Lai-
né). Mais ces raisons ne donnent pas l'explication des
mastoïdites sans otorrhée des nourrissons, qui n'ont que
peu ou pas de cellules mastoïdiennes en dehors de l'antre.

3° Pour Broca, la caisse, en général, et le tympan, en
particulier, ayant, à peu près, à cet âge, leur solidité dé-
finitive, l'inflammation se propage avec une très grande
facilité par l'aditus large, court et droit et, une fois dans
l'antre, le pus a bien moins de peine pour se frayer une
voie vers l'extérieur, à traverser les larges trous de la
lame criblée, qu'à perforer le tympan.

Broca ne croit pas, en effet, qu'il faille admettre une
infection passant du pharynx à l'apophyse, en sautant
par-dessus la caisse intacte. Il estime que toujours celle-
ci a participé plus ou moins à l'inflammation, mais que le
tympan a résisté au lieu de se laisser perforer et que, d'autre part, la phlegmasia très superficielle de la muqueuse
a guéri presque complètement d'elle-même, sans suppu-
rer, tandis que dans le système mastoïdien, elle devenait
plus profonde et suppurée. On sait, d'ailleurs, que cette
prédominance des lésions mastoïdiennes suppuratives sur
celles de la caisse est mise en évidence par ce fait ba-
nal, que l'otorrhée peut être tarie immédiatement par la
trépanation d'une mastoïdite et que le tympan perforé se
cicatrise en quelques jours sans qu'on ait eu à s'occuper
de la caisse.

4° Faut-il incriminer la virulence de l'infection ? Nous
avons vu, en effet, que la mastoïdite peut évoluer de plusieurs manières différentes, depuis les cas suraigus jusqu'à ces formes latentes dont a parlé Beaussenat. Pour
nous, trois facteurs principaux expliquent cette différence
d'évolution : ce sont la virulence de l'infection, la réaction

individuelle et la maladie initiale, cause de cette infection.

Comme on le sait, on a trouvé dans le pus des otites et des mastoïdites les bacilles les plus divers et, à l'origine de ces infections, les maladies les plus virulentes, comme la grippe, la scarlatine, la rougeole, etc. D'autre part, les travaux de Netter, Levy et Shader, cités par Laimé, ont déterminé, au moins dans une certaine mesure, l'influence des diverses formes microbiennes sur l'intensité du processus infectieux et, par exemple, la grippe a une prédilection marquée pour la complication mastoïdienne. Il est possible, par conséquent, qu'une mastoïde soit envahie si rapidement que la caisse n'ait pas le temps de couler.

Il y a aussi la question de la réaction individuelle. Il est facile de comprendre que les petits prématurés, que tous les enfants élevés au biberon, que tous ceux qui ont déjà quelque tare en naissant de pères ou de mères tuberculeux, offriront à l'infection un lieu de moindre résistance, et les complications, chez eux, brûleront les étapes.

Car une autre considération a sa valeur. Mignon (de Nice), croit que les otites moyennes suppurées, dépendant d'une infection générale, atteignent plus facilement la mastoïde que celles qui ont pour origine une rhino-pharyngite banale. Les mastoïdites consécutives à ces maladies seraient protéiformes et, notamment, dans la grippe, Lermoyez a pu dire : « L'infection naso-pharyngienne, remontant par voie tubaire, lèche la caisse et mord la mastoïde. »

5° Il y a encore un autre argument. C. Chauveau, frappé de la fréquence relative des mastoïdites sans otorrhée chez les nourrissons, s'est demandé s'il n'y aurait pas des raisons histologiques pour que les antrites évoluent souvent chez eux sans otite apparente ou réelle. L'élément cellulaire et les vaisseaux que n'a pas encore raréfiés la pneumatisation, sont très abondants chez les jeunes sujets autour de l'antre. Or, plus l'élément cellulaire le plus vivant est abondant, plus les vaisseaux sont nombreux et plus les germes pathogènes trouvent un terrain favorable à leur pullulation. Ceci est vrai pour le squelette tout entier à cet âge, ainsi que le prouvent les nombreux cas d'ostéomyélite. D'ailleurs, on connait l'axiome du professeur Ollier, de Lyon : « Une région osseuse est d'autant plus exposée aux localisations infectieuses, que son rôle dans l'accroissement est plus considérable, et la zone des proliférations physiologiques est aussi la zone d'élection des processus pathologiques. »

De cette théorie séduisante, on peut rapprocher la constatation de Ménière qui, chez 32 enfants, a trouvé une carie de l'apophyse mastoïde succédant à une périostite chronique, sans lésion de la caisse ni du tympan et surtout l'article récent de Gangée, qui croit que la mastoïdite sans otorrhée est due le plus souvent, chez le nourrisson, à une carie primitive de la mastoïde, laquelle a pour point de départ la ligne de la suture pétro-squameuse, qui est chez les jeunes sujets, la portion la plus vasculaire et la plus perméable de l'os.

On comprend donc maintenant que nous puissions dire que la mastoïdite chez les nourrissons tuberculeux est, en quelque sorte, *chronique d'emblée.*

Dans nos observations, en effet, nous trouvons les raisons de cette théorie : 1° l'infection est toujours profonde dans les cas de tuberculose et, si ce n'est pas une infection, c'est une intoxication, car là où le bacille de Koch ne peut agir par lui-même, il tue par ses toxines ; de plus, cette infection est souvent stimulée, si l'on peut dire, par une autre maladie grave (22 fois sur 25 observations), coqueluche, rougeole, bronchite surtout, diarrhée, troubles gastro-intestinaux, etc.

2° L'organisme, imprégné des toxines tuberculeuses, est en état de moindre résistance.

3° Enfin, la tuberculose aime à faire de la carie osseuse, et c'est plus volontiers qu'elle se localise au niveau des portions les plus vasculaires des os ; les exemples en sont multiples en pathologie osseuse. Aussi n'hésitera-t-elle pas à choisir la ... de la suture pétro-squameuse, d'où elle envahira la mastoïde, créant à ce niveau un véritable abcès froid.

Nous avons dit, enfin, que la mastoïdite chez les nourrissons tuberculeux était plus grave que chez les nourrissons sains. Ce n'est pas l'avis de Henrici et Isemer, qui donnent une mortalité de 10 pour cent.

Nos chiffres sont très éloignés de ceux qu'ils nous donnent. Nous avons 25 cas de mastoïdite chez les nourrissons tuberculeux, avec 11 morts, ce qui fait 44 pour cent, alors que le pourcentage n'est que de 12 à 13 pour cent dans la mastoïdite banale des nourrissons.

Ces morts, qui ne sont pas des morts dues à l'intervention, se décomposent ainsi :

Un cas, mort de méningite tuberculeuse, sans intervention (XXV).

Un cas chez un enfant présentant avant l'opération des signes de méningite tuberculeuse (X).

Un cas mort 3 mois après broncho-pneumonie tuberculeuse double (XI).

Un cas, fils de parents tuberculeux tous les deux, mort d'ostéite diffuse 9 jours après l'intervention (XX).

Un cas, mort 15 jours après l'intervention de tuberculose généralisée (XXI).

Un cas, mort 1 mois après de tuberculose généralisée (XXII).

Un cas, mort de cachexie progressive 1 mois après (VI).

Un cas, mort 1 mois après de cachexie progressive (pus à bacilles de Koch, IX).

Un cas, mort de méningite tuberculeuse un an après l'intervention (VII), (mère syphilitique).

Un cas, mort de méningite tuberculeuse 6 mois après l'intervention (XXIII).

Un cas, mort d'ostéite diffuse ; antécédents tuberculeux, aspect nettement tuberculeux des lésions et de la plaie (VIII).

CHAPITRE VI

DIAGNOSTIC DE LA MASTOÏDITE TUBERCULEUSE
CHEZ LES NOURRISSONS

Dans le diagnostic, deux points doivent nous préoccuper : Nous devons nous demander d'abord s'il y a mastoïdite, ensuite si cette mastoïdite est cliniquement tuberculeuse, car, au point de vue opératoire, notre conduite différera. S'il y a simplement mastoïdite, nous ferons seulement une trépanation ; s'il y a mastoïdite tuberculeuse, nous ferons un évidement pétro-mastoïdien.

Le diagnostic d'une mastoïdite chez un nourrisson est toujours délicat à faire. On peut, en effet, confondre une mastoïdite avec une lymphangite diffuse ou un adéno-phlegmon rétro-auriculaire.

L'otite avec otorrhée, dans les cas de mastoïdite, les portes d'entrée cutanées dans un cas d'adéno-phlegmon, sont probantes. Mais, comme nous l'avons vu, il existe des mastoïdites sans otorrhée. D'autre part, les difficultés de diagnostic sont surtout grandes quand existent ensemble écoulement d'oreille et excoriations du conduit ou du pavillon. Cette coïncidence est d'ailleurs assez fréquente, car l'otorrhée peut être bien la cause d'une irritation cutanée sur les points touchés par le pus. Le diagnostic est difficile à établir par la palpation, d'après les

connexions plus ou moins intimes de l'os sous-jacent ; ce
n'est possible qu'au début, quand on sent le ganglion rou-
ler sous le doigt d'abord, puis se fixer à mesure qu'il s'em-
pâte. Mais, comme dit Broca, à la période d'infiltration
phlegmoneuse avec suppuration centrale, ce signe n'existe plus.

On peut encore faire l'examen otoscopique et chercher
le signe dit de la chute de la paroi postérieure du conduit ; mais on sait combien un nourrisson, surtout un
nourrisson malade, est indocile, crie facilement et pleure
dès qu'on l'approche ; de plus, il est bien difficile, sinon
impossible, de constater ce signe dans un conduit très
étroit, rouge, gonflé, douloureux et irrité.

Cependant, on a insisté sur le siège sensiblement différent de l'abcès ; la tuméfaction de la mastoïdite est toujours (sauf dans les cas de mastoïdite de Bezold, excep-
tionnels chez le nourrisson), sus-rétro-auriculaire, tandis
que l'abcès de l'adéno-phlegmon est au niveau de la pointe
de la mastoïde.

On comprend toutefois combien, dans certains cas, le
diagnostic est délicat, en particulier si on a affaire à une
mastoïdite de Bezold, dont le siège est justement à peu
près au niveau de la pointe de la mastoïde, ou bien si on
se trouve en présence d'une mastoïdite sans otorrhée : la
meilleure conduite à tenir est alors d'inciser la peau, puis
d'examiner attentivement les tissus sous-jacents et l'os.

De même, une erreur a été souvent commise à propos
des lymphangites rétro-auriculaires, qui, dans un certain
nombre de circonstances, peuvent simuler parfaitement
un abcès mastoïdien ; dans ces cas, l'infiltration inflamma-
toire gagne le tissu conjonctif rétro-auriculaire, surtout
dans la moitié supérieure de la région, et comble le sillon entre le crâne et le pavillon. Celui-ci, lorsque la tu-

méfaction est volumineuse, se trouve décollé, refoulé en bas et en avant, et, comme en outre un abcès lymphangitique peut se collecter, l'état objectif peut être celui d'une mastoïdite.

Mais les lymphangites rétro-auriculaires ont leur point de départ dans le conduit ou dans la conque, et elles sont généralement accompagnées d'adénite au-devant du tragus et sous la pointe de l'apophyse. En outre, les parties molles sont prises et non l'os, de sorte qu'on éveille plus de souffrance par traction sur le pavillon que par pression sur l'apophyse ; mais voilà un signe qui est bien difficilement appréciable chez le nourrisson ! Ici encore, l'incision exploratrice sauvera la situation dans les cas ambigus.

Faut-il encore rappeler qu'à côté de la mastoïdite proprement dite, le professeur Duplay a décrit une périostite mastoïdienne, avec intégrité tout au moins relative des cellules mastoïdiennes ? Broca nie la possibilité de cette entité clinique : chaque fois qu'il a ouvert des foyers de prétendue périostite, aussi bien chez des nourrissons que chez des enfants plus âgés, il est toujours arrivé au fond de la collection, sur une dénudation située à la base de l'apophyse, en arrière et un peu au-dessus du conduit ; à cet endroit, l'os était carié, spongieux, facile à effondrer d'un coup de curette et, cela fait, il s'est toujours trouvé dans une cavité soit fongueuse, soit suppurée, celle de l'antre mastoïdien. Cette forme clinique doit donc être confondue au point de vue symptômes, diagnostic et traitement, avec la mastoïdite proprement dite.

Le diagnostic de mastoïdite une fois posé, il s'agit de savoir si on a affaire à une mastoïdite tuberculeuse ou tout au moins chronique chez un tuberculeux.

On se basera pour cela sur les antécédents du petit ma-

lade, sur l'allure cliniq e de l'affection, sur l'examen oto-
copique enfin, s'il est possible : comme nous l'avons fait
déjà remarquer, ce diagnostic est très important au point
de vue de la conduite à tenir ; dans ce dernier cas, en effet,
l'évidement pétro-mastoidien s'impose, car, une fois cons-
tituées, la collection purulente et la carie osseuse peuvent
fuser ou se propager dans six directions différentes :

1° En dehors, vers la peau ; c'est le cas ordinaire.
2° En dedans, vers la table interne de l'apophyse, puis
vers la dure-mère et le sinus.
3° En haut, vers l'étage moyen du crâne et le cerveau.
4° En bas, vers le côté interne de la pointe de la mastoïde
(en ce cas, forme de Bezold).
5° En avant, vers la paroi postéro-supérieure du conduit auditif externe, et former une fistule.
6° Sous le périoste enfin, si la suture mastoïdo-squameuse est ouverte.

D'où de nombreuses complications, possibles sous forme de méningite, d'abcès extra-duraux ou cérébraux.

Nous avons étudié, dans le chapitre précédent, l'évolution et la marche de cette mastoïdite tuberculeuse; nous
avons essayé d'en dégager la physionomie clinique générale, et nous avons constaté qu'elle avait une allure
plus torpide que les autres formes de mastoïdite.

Un autre point très intéressant est l'étude minutieuse
des antécédents, tant personnels qu'héréditaires du petit
malade. Examinons, en effet, très attentivement nos 25
observations : que trouvons-nous ?

Dans les observations XIII, XX, XXII et XXIV, le
père était nettement tuberculeux.

Dans les observations XIV, XX, XXII, XIX, la mère

était nettement tuberculeuse ; dans l'observation IX, elle venait de mourir de tuberculose ; dans les cas VII et XXV, elle était plus que suspecte.

Dans plusieurs de ces mêmes observations, il y a notées plusieurs morts de frères et de sœurs en bas-âge par méningite tuberculeuse, péritonite tuberculeuse, bacillose généralisée, convulsions, etc.

Ce qui nous donne, pour les antécédents héréditaires, le pourcentage de 48 pour cent.

Au point de vue des antécédents tuberculeux personnels des petits malades, nous trouvons trois fois des phénomènes méningitiques (III, V, XXV), deux fois des affections ganglionnaires (I, XXIV), deux fois de l'impétigo tenace (I, IV), huit fois de la bronchite chronique (II, VII, VIII, XIII, XVII, XVIII, XIX, XXIV), une fois de la péritonite (III), trois fois enfin ces accidents bacillaires étaient concomitants (IX, X, XXV) et il s'agissait (IX) d'un abcès froid et X et XXV d'une méningite tuberculeuse.

Ce qui nous donne, pour les antécédents personnels (1) non douteux, le pourcentage suivant : 64 pour cent.

Enfin, dans 15 observations on a pu trouver, dans les antécédents du petit malade, une affection grave qui a pu donner un coup de fouet à sa tuberculose latente ; c'est la rougeole, la coqueluche, un coryza violent, une grippe. Ce sont surtout des troubles gastro-intestinaux graves, la diarrhée verte et l'athrepsie.

Donc, nous pouvons dire que dans 60 pour cent des cas, une affection ou une infection intercurrente ont déterminé

---

(1) Il ne faut pas oublier que, dans les autres cas, la nature tuberculeuse de la mastoïdite a été vérifiée par le cours ultérieur de la maladie.

chez le nourrisson une localisation de la tuberculose au niveau de son apophyse mastoïde.

Nous avons déjà fait remarquer combien l'examen otoscopique est difficile à pratiquer chez un nourrisson. Et cependant il rendrait pour le diagnostic les plus grands services. Nous trouverions un tympan plus ou moins largement perforé ; le manche du marteau est parfois disséqué et pend en stalactite, retenu seulement par la tête. D'autres fois, des bourgeons charnus font hernie de la caisse dans le conduit et masquent la perforation. On peut observer de la nécrose au niveau du cadre tympanal, nécrose dissimulée par de petits bourgeons charnus ou de petites croûtes desséchées ou ayant amené la formation d'une vaste loge épi ou rétro-tympanique. Dans la caisse même diversité dans les symptômes objectifs. Les lésions, cependant, sont en général très visibles parce que le tympan a été détruit par la suppuration et que les osselets ont été à leur tour éliminés par le processus nécrotique.

L'écoulement lui-même a une teinte variée : le plus souvent, il est jaunâtre ou verdâtre, abondant et fétide. Il peut y avoir aussi, soit une fistule, soit une paralysie faciale (I, XI, XXIII). Ces deux complications indiquent toujours la chronicité et la gravité de l'affection.

Pour nous résumer, nous porterons le diagnostic à peu près certain de mastoïdite tuberculeuse chez un nourrisson, lorsque nous constaterons que nous avons affaire à un petit être affaibli, débilité, en instance ou en possession déjà de lésions tuberculeuses ; nous nous méfierons également si nous trouvons des antécédents héréditaires suspects, nous serons encore plus affirmatifs si une infection est venue déjà donner à la localisation une gravité particulière ; la constatation de l'allure torpide de la mastoïdite, de l'écoulement verdâtre, abondant et fétide,

3

d'une paralysie faciale ou d'une fistule, nous feront affirmer un diagnostic difficile, que viendront vérifier encore, au moins dans une certaine mesure, l'examen otoscopique, s'il peut être pratiqué, et l'examen bactériologique du pus, si l'on croit nécessaire de faire confirmer
par le laboratoire le diagnostic clinique.

CHAPITRE VII

TRAITEMENT OPÉRATOIRE
TRÉPANATION. — EVIDEMENT PÉTRO-MASTOÏDIEN
SOINS POST-OPÉRATOIRES

Trois opérations peuvent être proposées dans la mastoïdite des nourrissons ; ce sont : 1° l'incision de Wilde, 2° la trépanation simple de l'apophyse, 3° l'évidement pétro-mastoïdien.

Nous allons étudier successivement ces trois opérations.

L'incision de Wilde consiste simplement à inciser la collection purulente sous-cutanée ou sous-périostée. Elle doit être absolument rejetée chez l'adulte, mais chez le nourrisson il semble que, dans certains cas, elle pourrait suffire. Il semble que, dans ces cas, on pourrait conclure qu'il s'agit d'une simple périostite et non d'une suppuration intra-cellulaire. Il est inutile de revenir ici sur deux causes d'erreur fréquentes signalées par Broca ; nous voulons parler de la confusion diagnostique avec une lymphangite rétro-auriculaire, ou bien lorsque la fistulisation ultérieure, après cicatrisation de la plaie, a fait croire parfois pendant longtemps, à la guérison d'une mastoïdite, qui était en réalité un abcès mastoïdien véritable. Mais il faut bien savoir, comme l'ont montré Broca et Salamo, qu'en raison de l'anatomie même du système antral, la simple incision de Wilde peut amener la guérison.

En effet, comme l'on sait, l'aditus du nourrisson est large, court et droit et il est en position déclive par rapport au plancher de l'antre ; les conditions sont donc favorables à l'envahissement de l'antre, si le tympan résiste, mais, par contre aussi, à l'écoulement du pus mastoïdien, si le tympan est perforé. De plus, la tache spongieuse (1), encore raréfiée par l'ostéite, est toute disposée à se perforer, soit avant, soit après l'incision et, sous cette trépanation spontanée, située juste en regard de l'antre, la règle est que rien ne descende vers la pointe. « Spontanément, dit Broca, le volet est tombé devant une fenêtre qui affleure le parquet, et la chambre se vide à siccité. »

La trépanation simple de l'apophyse comprend une incision cutanée, tracée juste dans le sillon rétro-auriculaire, le pavillon étant rabattu en avant par un aide ou par la main gauche de l'opérateur ; elle mesure toute la hauteur de l'apophyse et se recourbe au-dessus du conduit ; on dénude ensuite l'apophyse ; après l'incision des téguments, on examine le champ opératoire et le pus écoulé ; on essaie de trouver la tache spongieuse dénudée. Si elle

---

(1) La tache spongieuse, décrite par Broca, est une tache violacée, arrondie, affectant l'aspect d'une suffusion sanguine osseuse que l'on trouve toujours chez les fœtus de 8 mois et chez les petits enfants au-dessous de 2 ans ; elle est située exactement au niveau de l'antre, au-dessus et en arrière du conduit ; l'antre lui-même, quel que soit l'âge du sujet, est toujours situé au-dessous de la crête sus-mastoïdienne, au-dessus et en avant de la suture mastoïdo-squameuse.

n'existe pas, ce qui est exceptionnel, au moins sera-t-il aisé de prendre pour ligne supérieure l'horizontale tangente au pôle supérieur du conduit.

Il s'agit alors d'évider la paroi corticale de l'antre ; le seul instrument convenable est le petit ciseau, large de 4 à 5 millimètres, si on opère chez des enfants tout petits ; une simple curette suffit dans la plupart des cas, chez le nourrisson, pour effondrer la lame osseuse, car il est très rare, exceptionnel même, que l'on opère avant la formation de l'abcès périosté.

Le plus important est d'avoir une curette appropriée, petite, dense, solide, bien tranchante, et d'agir avec prudence en dirigeant le tranchant vers l'aditus, en haut et en avant. Si la curette ne suffit pas, il est toujours temps de se servir du ciseau et du maillet.

Il faut toujours rechercher les foyers de suppuration secondaires, les diverticules possibles de l'abcès apophysaire et explorer, pour cela, les cellules péri-antrales voisines, lorsque le foyer unique ou principal a été évacué. Si l'on trouve une fistule, il est important de faire sauter à la pince-gouge le trajet fistuleux ; s'il s'agit d'une mastoïdite de Bezold, il faut trépaner l'apophyse, faire sauter sa pointe et vider l'abcès du cou, en prolongeant son incision en bas.

Pour l'évidement pétro-mastoïdien, les premiers temps de l'opération sont les mêmes ; on pratique la même incision cutanée, on dénude l'apophyse et on évide la corticale et l'antre selon la même technique ; mais il s'agit alors d'ouvrir l'aditus et l'attique. Chez le nourrisson, la besogne est, pour ainsi dire, toute faite, car, dans presque tous les cas, le trajet est indiqué par l'ostéite raréfiante, par les fongosités, par la nécrose osseuse, par les séquestres, parfois très volumineux. Si la suppuration et la carie ne l'ont déjà fait, il faut transformer en tranchée le tunnel de l'aditus et effondrer le mur de la logette pour entrer dans l'attique. Le protecteur de Stacke est alors introduit dans l'aditus et poussé en haut, en avant et en dedans ; chez le nourrisson, on fait, du premier coup, remonter le manche du protecteur de façon à abaisser son bec qui, devenu horizontal et même un peu descendant, pénètre tout de suite dans la caisse ; ainsi, sa partie plate protège le canal semi-circulaire et son bord inférieur garantit le facial. On applique ensuite le ciseau bien perpendiculairement à l'os, tangentiellement au pôle supérieur du conduit, et, en quelques coups de maillet, on enfonce jusqu'au contact du protecteur. Le trait supérieur une fois fait, on trace le trait inférieur ; le ciseau sera appliqué à la jonction du 1/3 supérieur et des 2/3 inférieurs du conduit et dirigé obliquement en bas et en dedans (à cause du facial). Lorsque le trajet sera ainsi bien exposé, on fera la toilette de la cavité, on pratiquera l'ablation de tous les points osseux, l'extraction des restes des osselets, des fongosités et on fera un curettage soigneux, complété, si besoin est, par l'excursion des trajets fistuleux, l'ablation des ganglions, etc.

Enfin, on introduira par le conduit une mèche de gaze iodoformée que l'on reprendra par la plaie rétro-auriculaire ; elle sera poussée jusqu'au fond de la caisse et bien serrée, grâce à une pince de Lister ; par-dessus on fera un pansement compressif à la gaze stérilisée et à la ouate hydrophile.

Telle est la technique de Broca ; Stacke progressait de la caisse du tympan vers l'antre. L'école de Bordeaux (Moure, Mouret, Brindel), préconise systématiquement depuis plus de 10 ans un procédé intermédiaire, qui avait été employé par Wolf, sur le cadavre, dès 1877, époque à

laquelle il n'était pas question d'évidement pétro-masti-
dien. Il consiste à attaquer d'abord la moitié du conduit
osseux, qu'on élargit petit à petit à la gouge et au maillet, de l'extérieur vers la profondeur, de façon à aller
à la recherche du canal tympano-mastoïdien, seul point
fixe de cette région si variable au point de vue anatomique (Moure et Brindel). On ne dépasse pas, en haut, un
plan passant par la *linea temporalis*, qui indique assez
bien la limite inférieure de la boîte crânienne ; sur le bord
du conduit, l'ouverture osseuse va en biseau, de bas en
haut, de dehors en dedans, de façon qu'au niveau du canal tympano-mastoïdien, la largeur seule du canal constitue le fond de la plaie. Chemin faisant, dans la grande
majorité des cas, on a mis l'os à découvert ; on peut alors
donner du jour en arrière, faire, somme toute, à la surface de l'apophyse, une ouverture correspondant à la pro-
jection de la cavité antrale sur les téguments.

La difficulté de l'opération consiste à enlever, sans lé-
ser le facial, la partie du conduit qui constitue la portion
postéro-supérieure du cadre tympanique, autrement dit le
point qui sépare l'antre de la caisse, paroi externe du canal tympano-mastoïdien.

On terminera la brèche osseuse en faisant disparaître à
petits coups de gouge, toutes les aspérités de l'oreille
moyenne (mur de logette) et de l'antre (cellules diverti-
culaires), de façon à obtenir une grande cavité régulière
en forme de bissac, où la cutanisation s'opérera facilement. Puis, on pratique un curettage soigneux de la région ainsi mise à nu, car d'un curettage soigneux dépend
souvent la réussite de l'intervention. Les osselets seront,
de ce fait, enlevés, et avec eux, les fongosités qui les en-
tourent, mais on ménagera la paroi labyrinthique, le canal semi-circulaire externe et le facial.

Enfin, on utilisera le conduit pour l'épidermisation de la cavité antro-mastoïdienne. Quand cette cavité est minime, Moure et Brindel conseillent de fendre simplement le conduit cartilagineux dans toute sa longueur en arrière jusqu'à la conque exclusivement, et de retenir par un point de suture au catgut, aux tissus du voisinage, chacun des deux volets ainsi créés. Si le conduit est très épais, on aura intérêt à en diminuer l'épaisseur aux dépens de la face externe apophysaire, et même d'en réséquer l'extrémité profonde ou le lambeau supérieur, afin d'éviter les rétrécissements ultérieurs. Quand il a fallu évider toute l'apophyse, ou bien si l'on a intérêt à surveiller ou à rendre très accessible toute la cavité créée par l'opération, il est préférable d'agrandir le méat en sacrifiant une partie de la conque. On prolonge alors l'incision du conduit cartilagineux jusqu'au milieu de cette dernière et perpendiculairement à l'extrémité externe de cette ligne, on fait au bistouri un trait transversal, en pleine conque, dessinant ainsi un T. Aux volets formés de la sorte, on enlève le cartilage avec la peau qui le recouvre. Il serait trop long d'indiquer ici les techniques proposées par Körner et Siebermann (voir Mouret).

Mais la suture diffère considérablement entre les procédés de Broca et de Moure. Tandis que Broca ne suture pas et se contente de tamponner, Moure, après une désinfection soigneuse de la plaie, introduit par le méat une mèche de gaze iodoformée, qui bourre la caisse du tympan, le canal tympano-mastoïdien, l'antre, l'apophyse et le conduit. Puis il fait ensuite la suture immédiate de la plaie rétro-auriculaire. C'est aussi la technique adoptée par M. le professeur Toubert, du Val-de-Grâce.

Que l'on ait choisi l'un ou l'autre de ces procédés, il reste à accomplir la tâche la plus difficile et la plus déli-

cate. Tout d'abord, le petit malade ne doit pas avoir de
fièvre, qui signifie complication (infection de la plaie, rétention du pus, accident intra-crânien). Mais le secret de
la rapidité de la guérison est, ici plus que partout ailleurs, entre les mains de celui qui panse, et cette guérison
sera d'autant plus rapide que ce panseur sera doublé d'un
auriste qui n'oubliera pas de bien tamponner la caisse,
qui pensera à cautériser les tissus de granulation exubé-
rants, qui empêchera la rétention du pus et des matières
d'excrétion dans les cavités, qui sera toujours, non seulement antiseptique, mais aseptique, qui saura enfin surveiller la marche de la guérison, pour le plus grand profit
du petit malade.

Mais, avant de terminer, il nous reste encore un point
important à étudier. Quelles sont les indications respec-
tives de ces interventions ?

L'incision de Wilde et la trépanation simple convien-
dront aux cas à marche aiguë; dans tous les cas, au contraire, où l'on observera une évolution chronique, il vaut
mieux pratiquer l'évidement pétro-mastoïdien.

Sans doute, cette opération est toujours une chose sé-
rieuse au point de vue fonctionnel, et enlever les osselets
doit être une nécessité. Il n'en est pas moins vrai que,
dans la grande majorité des cas, la mastoïdite chez les
nourrissons tuberculeux a fait des dégâts considérables,
comme nous l'avons vu au chapitre de l'anatomie pathologique ; les parois de l'antre, de l'aditus, de la caisse,
sont cariées ; on ne trouve que de la nécrose osseuse et
des fongosités, parfois même une véritable bouillie caséeuse. Nous sommes donc persuadé qu'il faut agir à
l'égard de cette mastoïdite comme à l'égard d'un véritable abcès froid ; il faut faire un curettage soigneux, de
façon à arrêter la propagation de l'infection, faire sauter

tout ce qui n'est pas sain et aller à la recherche des osselets. Si ceux-ci sont sains, il faut les respecter sans aucun doute ; mais s'ils sont malades, s'ils sont déjà atteints de carie, il ne faut pas hésiter à pratiquer l'évidement.

Dans les mastoïdites banales, l'évidement doit être l'exception ; dans les mastoïdites tuberculeuses, au contraire, nous croyons qu'il doit être la règle.

OBSERVATIONS

OBSERVATION PREMIÈRE

(M. Salamo).

Min... Madeleine, 15 mois (Hôpital des Enfants-Malades), ni coqueluche, ni rougeole. Au commencement de décembre 1903, la mère a remarqué que l'enfant avait derrière le pavillon de l'oreille droite une grosseur qui augmenta peu à peu de volume et qui était douloureuse à la pression. Au bout de douze jours, cette tuméfaction disparut et l'oreille se mit à couler. Au mois de février 1904, tuméfaction et suppuration des ganglions sterno-mastoïdiens : incision par le médecin de la famille : guérison ? Au commencement de mai, engorgement du ganglion préauriculaire, qui persiste encore. Mais l'oreille coule de plus en plus, et il y a environ cinq mois qu'existe une légère paralysie faciale.

Actuellement, otorrhée abondante, fétide ; empâtement phlegmoneux derrière l'oreille ; ganglion préauriculaire ; paralysie faciale droite complète, fistule à la pointe de l'apophyse avec gros paquet ganglionnaire adhérent et très dur.

Opération le 17 juin 1905. — Incision rétro-auriculaire, tissu lardacé, vaste perforation de l'apophyse à sa base et d'un coup de curette, on fait sauter un séquestre de 0,02 à 0,03 centimètres, entouré de fongosités assez fermes, grises, saignant peu. Après l'ablation de ce séquestre, la caisse est largement ouverte ; autour de lui, l'os est assez dur.

2 juillet 1905. — Bon aspect de la plaie, paralysie faciale diminuée, amélioration de l'état ganglionnaire, état général bon.

15 janvier 1906. — On constate, au niveau du 5e métacarpien gauche et sur le dos de la main droite, une tuméfaction indolore, non fluctuante ; d'ailleurs, cette enfant avait déjà eu, sur la face postérieure de l'avant-bras droit, une tuméfaction analogue qui avait disparu. Bacillose probable.

6 février 1906. — Guérison absolue.

25 octobre 1906. — La guérison absolue se maintient.

OBSERVATION II

M. le professeur agrégé Broca.

M..., Marie-Louise, 15 mois (Hôpital Trousseau).

Prématurée, bronchite depuis 3 ou 4 mois, diarrhée profuse, débilitation générale. Depuis un mois, l'oreille droite coule et l'abcès mastoïdien a apparu, il y a huit jours. Le 7 mars 1896, l'abcès étant ouvert, on arrive sur une masse fongueuse qui remplace l'antre, et, après évidement à la curette, on a, entourée de parois résistantes, une cavité au fond de laquelle on voit le canal de l'antre. Au-dessus de lui, la dure-mère se montre avec deux ou trois granulations blanchâtres. Bons résultats.

Observation III

(M. le professeur agrégé Broca).

Kostiel A.-M., 16 mois (Hôpital Tenon). Bronchite à 6 mois, méningite (?) et péritonite tuberculeuse à 12 mois ; il y a quinze jours, coryza, puis otite, et il y a huit jours, mastoïdite (abcès comme un œuf de pigeon, rouge, tuméfié, semblant prêt à s'ouvrir spontanément).

Le 7 septembre 1901, trépanation classique.

Le 26 février 1902, M. Broca enlève à la curette une assez grande quantité d'os plus ou moins nécrosé sur les parois de la cavité osseuse.

Le 21 septembre, guérison.

Observation IV

(M. le professeur agrégé Broca).

Q... D., 8 mois (Enfants-Malades). Depuis six semaines, impétigo du cuir chevelu et eczéma de la face ; depuis huit jours, otorrhée droite et tuméfaction rétro-auriculaire, au niveau du tiers inférieur du pavillon et un peu au-dessous, fluctuation, peau violacée. Adénite ou mastoïdite ?

Incision le 19 novembre 1903, peu de pus, mais le stylet s'enfonce très profondément et rencontre des surfaces éburnées, tandis que la petite curette ramène des séquestres et des produits caséeux. Bons résultats.

OBSERVATION V

(M. Salamo).

G... Jeanne, 11 mois (Enfants Malades). Grippe il y a trois mois ; puis écoulement d'oreilles et phénomènes généraux, dépérissement, plaintes, somnolence, vomissements, état fébrile marqué surtout depuis trois jours.

Le 3 janvier 1904, rien d'appréciable extérieurement ; cependant, à cause de l'otorrhée, trépanation de l'apophyse que l'on trouve pleine de fongosités infectées ; trépanation de la caisse, que l'on trouve pleine également de fongosités ; osselets et toit de la caisse paraissent sains. Bons résultats.

OBSERVATION VI

(M. Salamo.

C... Raymond, 11 mois (Enfants Malades), vomissements fréquents, état général précaire, tuméfaction rétro-auriculaire droite, plutôt indolente. Le 14 juin 1904, opération, évidement ; os très friables, fongosités, masses nécrosées.

Mort cachectique le 8 juillet suivant.

OBSERVATION VII

(M. le professeur agrégé Broca).

T... Léontine, 9 mois (Hôpital Tenon. Mère a eu une fausse couche, 2 enfants morts en bas-âge; de plus, une ai buminurie et une congestion pulmonaire pendant la grossesse de la petite malade qui a des troubles intestinaux, pour ainsi dire, depuis la naissance. A 8 mois et demi, bronchite. Le 20 décembre 1902, les deux oreilles coulent, surtout la gauche, puis apparaît une tuméfaction rétro-auriculaire gauche. Le 6 janvier 1903, signes très nets de mastoïdite. Dans la nuit du 6 au 7, l'abcès se serait vidé par le conduit. Le 7, trépanation et évidement (fongosités). Pansements réguliers. Le 11 février 1903, nécrose du massif facial et paralysie faciale incomplète. État de l'oreille satisfaisant. Un an après, mort de méningite tuberculeuse.

Observation VIII

(M. Salamon.)

P... Raymond, 16 mois (Enfants-Malades). Bronchite à 6 mois, puis diarrhée et vomissements. Otorrhée droite depuis 3 semaines. Polype de la caisse extrait séance tenante (29 décembre 1903). Œdème mastoïdien à opérer.

Le 5 janvier 1904, incision rétro-auriculaire ; au centre, fongosités et liquide séreux. Os dénudé sur une étendue d'environ 0,02 cm., friable, gris jaunâtre, fongueux, facilement réséqué à la curette, au lieu d'élection. La caisse n'est pas ouverte ; 17 janvier, paralysie faciale supérieure, fièvre, os dénudé ne se recouvrant pas ; 25 janvier, mort d'ostéite diffuse.

Observation IX

(MM. Roland et Degny.)

L... Charles, 10 mois (Enfants-Malades). Mère morte, il y a huit mois, de tuberculose pulmonaire. Enfant toujours très chétif, mais jamais malade. Il y a quinze jours, la région mastoïdienne droite a commencé à se tuméfier, peu à peu, régulièrement. Cette tuméfaction est rouge depuis quelques jours. L'enfant, depuis ce temps, se plaint et ne prend presque pas de nourriture. Pas de vomissements, pas d'otorrhée, mais un abcès s'est formé également à la partie antérieure droite du périnée. Le 5 décembre 1903, incision de la collection rétro-auriculaire, pus crémeux, vert-clair (1/2 petit verre) ; dessous, l'os est friable. Effondrement de la paroi avec précaution ; curettage de l'antre qui contient des fongosités, puis incision de l'abcès périnéal qui contient également une cuillerée de pus vert clair. Le 6 décembre, vomissements ; pouls à 92, assez bon ; le pansement est souillé et répand une odeur infecte. Mort de cachexie progressive à la fin décembre. Le pus examiné par M. le docteur Deguy, chef de laboratoire à l'Hôpital des Enfants-Malades, contenait des bacilles de Koch.

Observation X

(M. Mouchet).

Descat Germaine, 15 mois (Enfants-Malades). En septembre dernier, diarrhée verte ; depuis, amaigrissement, vomissements, insomnie, anorexie. Il y a un mois, l'oreille gauche a coulé pendant quelques jours. Il y a neuf jours, convulsions. Hier enfin, l'oreille gauche a recoulé.

Le 15 décembre 1905, enfant pâle, aux extrémités froides, pouls incomptable, raideur de la nuque, contracture des membres, signe de Kernig, nystagmus, langue sèche, rôtie, température 35°. Rien du côté de la mastoïde gauche, d'appréciable tout au moins ; pas de rougeur, pas d'empâtement, peut-être douleur à la pression. La ponction lombaire donne un liquide clair, en hypertension avec polynucléose très nette (60 à 70 p. 100).

Devant ces symptômes si graves, on se décide à tenter quelque chose. Trépanation de l'antre, qui contient des fongosités, mais pas de pus. On fait sauter la paroi externe de l'aditus. Fongosités dans la caisse. La paroi supérieure de l'antre est détachée jusqu'à la dure-mère qui paraît saine et ne bombe pas. A 7 heures du soir, l'enfant paraît mieux à 36° ; mais il monte ensuite à 36°8 et meurt le lendemain.

OBSERVATION XI

(M. le professeur agrégé Broca).

D... Jeanne, 6 mois (Hôpital Trousseau). Ecoulement bilatéral intermittent depuis trois mois. Signes de mastoïdite à droite, avec légère paralysie faciale ; pas de phénomènes généraux. Opération le 13 janvier 1895, incision rétro et sus-auriculaire, fongosités, pus, séquestre superficiel ; sinus et dure-mère à nu.

Suites difficiles. Mort le 20 mars d'une broncho-pneumonie tuberculeuse double.

OBSERVATION XII

(M. le professeur agrégé Broca).

S... Georges, 3 mois et demi (Hôpital Trousseau). Tousse depuis sa naissance. Il y a dix-huit jours, otorrhée et en même temps, tuméfaction rétro-auriculaire gauche. Actuellement, écoulement des deux oreilles et abcès à gauche. Incision : trépanation spontanée, curettage de l'antre et de la caisse pleine de fongosités, au milieu desquelles sont les osselets. Tamponnement à la gaze iodoformée. Guérison opératoire.

OBSERVATION XIII

(M. le professeur agrégé Broca).

L.... Charles, 15 mois (Hôpital Trousseau). Antécédents tuberculeux du côté de la famille paternelle. Trois frères ou sœurs morts (méningite tuberculeuse, bacillose généralisée, convulsions). Bronchite à 4 mois. Depuis six semaines, douleurs d'oreille gauche, agitation, fièvre, pas d'écoulement. Il y a 5 jours, tuméfaction rétro-auriculaire douloureuse à la pression. Le 26 mars seulement, l'écoulement apparaît ; le 27, évidement de l'antre, ouverture de la caisse pleine de fongosités au milieu desquelles on trouve l'enclume. Le 19 octobre, état satisfaisant.

OBSERVATION XIV

(M. le professeur agrégé Broca).

L. Suzanne, 13 mois (Hôpital Trousseau).

Antécédents douteux. Il y a deux mois, sans cause appréciable, sans otorrhée, le pavillon de l'oreille gauche est déjeté en dehors. Pas de fièvre, l'enfant tette bien, mais depuis 3 jours, se réveille en sursaut. Tuméfaction rétro-auriculaire, fluctuation, sensibilité légère à la pression.

13 mai 1898. — Incision rétro-auriculaire. Evidement à la curette de l'apophyse pleine de pus et de fongosités (aspect tuberculeux).

3 août. — Guérison.

OBSERVATION XV

(M. le professeur agrégé Broca).

G... Camille, 7 mois (Clientèle privée). L'otorrhée assez abondante est apparue il y a un mois environ, à la suite peut-être de troubles digestifs sans douleurs, ni insomnie. Quelques jours après, gonflement de la région mastoïdienne. Trépanation, le 20 août 1895. Perforation large comme une grosse lentille, située juste derrière la partie postéro-supérieure du conduit. Évidement à la curette d'une vaste cavité qui va jusque dans la caisse et qui est remplie de tissu lardacé et caséeux. Guéri le 20 décembre. Revu le 8 février 1896 ; la guérison se maintient.

OBSERVATION XVI

(M. le professeur agrégé Broca).

C... Angèle, 15 mois (Clientèle privée). Mère tuberculeuse ; coqueluche à 5 mois ; abcès, il y a 15 jours. A ce moment, il n'existait pas d'otorrhée qui n'a apparu que depuis quatre jours. Actuellement, abcès mastoïdien typique. Trépanation le 17 janvier 1895, avec évidement ; l'otorrhée persiste en mars.

En avril, rougeole ; en juillet, guérison complète à droite, mais écoulement à gauche, puis abcès rétro-auriculaire incisé le 17. Bouillie caséeuse dans l'antre.

Guérison, le 1er octobre.

Observation XVII

(M. le professeur agrégé Broca).

D... Hélène, un an (Enfants-Malades). En décembre, coqueluche avec bronchite consécutive très tenace et écoulement bilatéral. L'écoulement s'arrête à gauche il y a deux mois, mais il persiste à droite. Il y a quatre jours, grosseur derrière l'oreille droite.

Le 20 mai 1906, incision rétro-auriculaire, pus abondant.; on pénètre dans l'antre à la curette, on nettoie l'antre et la pointe, on ramène de la caisse des fongosités en quantité et de la matière caséeuse. Le tissu osseux de l'attique friable est enlevé à la curette ; on ne voit pas le sinus.

Bons résultats immédiats.

Observation XVIII

(M. le professeur agrégé Broca).

Bl... Raymond, 10 mois (Hôpital Trousseau).

Tousse depuis un mois ; depuis, à peu près la même époque, l'enfant se plaint, a de la fièvre et présente une grosseur derrière l'oreille.

Le 10 février 1897, évidement de la mastoïde, de l'antre, de l'aditus, pleins de matière caséeuse. Le 20 avril, en bonne voie.

Observation XIX

(M. Roland).

A... Antoine, 18 mois (Enfants-Malades). Mère suspecte de bacillose. Il y a un an, bronchite qui dure encore ; les oreilles coulent depuis très longtemps. Signes de mastoïdite double, pour laquelle on pratique deux interventions, où l'on trouve du pus caséeux et des fongosités avec de la nécrose des osselets (5 février 1904). Bons résultats, mais on doit intervenir de nouveau à droite, pour enlever des fongosités et un ganglion caséeux sous-auriculaire.

OBSERVATION XX

MM. Lubet-Barbon et Broca).

F... Raymond, 7 mois. Père et mère tuberculeux. Otorrhée droite depuis l'âge de deux mois. Entre le 20 novembre 1894 à l'hôpital Trousseau. Abcès rétro-auriculaire. Évidement de l'os carié jusqu'à la caisse. État général déplorable avant l'intervention, reste le même.

Mort le 29 novembre. A l'autopsie, ostéite diffuse. Pas de méningite.

OBSERVATION XXI

(MM. Lubet-Barbon et Broca).

Vach... Louise, 11 mois (hôpital Trousseau). Otorrhée ancienne, fistule ; le 4 mars 1893, trépanation de l'apophyse mastoïde et de la caisse ; os friable et fongueux ; mort le 19 mars ; à l'autopsie, tuberculose des méninges, du poumon, des ganglions trachéo-bronchiques et mésentériques.

OBSERVATION XXII

(MM. Lubet-Barbon et Broca .

Babl... Edmond, 8 mois (Hôpital Trousseau). Père et mère phtisiques. Otorrhée ancienne. Depuis un mois, début de gonflement rétro-articulaire. Le 31 mai 1893, trépanation de l'apophyse et de la caisse. Cachexie graduelle ; mort le 26 juin. A l'autopsie, tuberculose généralisée.

Observation XXIII

(M. Mollet.)

Jeu..... Paul, 17 mois (Hôpital Trousseau). Vaccination, il y a 8 mois, puis otite double, avec abcès mastoïdien droit, incisé à l'hôpital Tenon. Etat général mauvais. Le 15 avril 1897, otorrhée abondante bilatérale ; à droite et en arrière, vers la partie moyenne, dépression cicatricielle et fistuleuse, par laquelle s'écoule un peu de pus. Paralysie faciale droite, avec parésie du membre supérieur gauche et contraction du pouce et de la paume de la main droite, datant du 10 avril.

Opération : trépanation au lieu d'élection. — L'antre est plein de pus concret ; on fait sauter la paroi postéro-supérieure du conduit, qui est nécrosée, et l'on arrive dans la caisse dont toutes les parois sont cariées ; elle est pleine de fongosités. En haut, il y a un peu de pus concret entre l'os et la dure-mère. Mort le 15 octobre, de méningite tuberculeuse.

Observation XXIV

(Observation inédite due à l'obligeance du Dr Salanio).

Rol... Julien, 17 mois (Dispensaire des Chemins de Fer). Père mort, il y a quatre mois, de tuberculose pulmonaire. Mère paraissant assez bien portante. Quatre frères ou sœurs, morts en bas âge (méningite tuberculeuse, péritonite, diarrhée incoercible).

A l'âge de deux mois, otite moyenne suppurée droite,
à la suite d'un rhume. A la suite, bronchite qui dure encore. Il y a un mois, signes de mastoïdite droite : tuméfaction indolente, pas de fièvre, pas de phénomènes généraux, mais état général assez précaire. En même temps,
engorgement ganglionnaire bi-latéral au niveau du ster-
no-cleido-mastoïdien.

L'intervention s'impose. Elle est pratiquée d'urgence par le docteur Salamo, le 17 avril 1908. Incision rétro-
auriculaire classique, trépanation au lieu d'élection ; pus
vert, clair, crémeux, d'aspect tuberculeux ; quelques fongosités ; curettage minutieux et tamponnement à la gaze
iodoformée.

Les pansements sont faits régulièrement, tous les jours,
puis tous les deux jours. Le 2 juin 1908, la plaie est pres-
ue cicatrisées et en très bonne voie.

L'enfant part à Berck-sur-mer et n'est pas revu.

Observation XXV

(Personnelle).

Au mois d'avril 1908, en remplacement de docteur, nous
fûmes appelé auprès d'un nourrisson dont l'état s'était
subitement aggravé, à ce qu'on nous dit. Nous partons
immédiatement et nous nous trouvons en présence du petit malade suivant :

L. D., 16 mois, dont le père est marchand de vin, dont
la mère a fait trois fausses couches, présente un écoulement d'oreille gauche depuis près d'un an. Mais cet écoulement ne paraissait pas gêner énormément l'enfant, et
il fut abandonné à lui-même, quand tout à coup, il y a 3
jours, apparurent des convulsions. A l'heure actuelle, l'eu-

fant présente un écoulement fétide et abondant, tuméfaction appréciable derrière l'oreille gauche ; avec cela, tous les signes d'une méningite tuberculeuse : vomissements, ventre en bateau, Kernig, convulsions, dyspnée. Devant un état général si grave, une intervention d'urgence devient absolument impossible dans les conditions où nous nous trouvions. En effet, l'enfant ne tarde pas à entrer dans le coma, et meurt dans la nuit.

CONCLUSIONS

Les mastoïdites chez les nourrissons peuvent être aiguës chroniques ; les plus fréquentes sont les mastoïdites aiguës. Les mastoïdites chroniques, plus rares, se produisent surtout chez les nourrissons tuberculeux.

Nous avons pu recueillir vingt-cinq observations de localisations de la tuberculose, au niveau de la mastoïde, chez les nourrissons ; vingt-trois de ces observations sont dues à MM. Lubet-Barbon, Broca, Millet, Roland, Mouchet, Deguy et Salamo ; nous y avons ajouté deux observations inédites, l'une due à l'obligeance du docteur Salamo et la dernière qui nous est personnelle.

Nous nous sommes demandé si dans tous les cas, nous avions le droit de dire que cette mastoïdite était de nature tuberculeuse, et nous avons pensé que l'examen anatomo-pathologique des lésions trouvées au cours de l'opération, que l'étude minutieuse et attentive des antécédents personnels et héréditaires des petits malades, que l'évolution clinique surtout de cette affection et les complications de nature tuberculeuse qui sont survenues parfois dans la suite, peuvent nous permettre d'affirmer la physionomie spéciale de cette forme de mastoïdite chez le nourrisson.

Au point de vue anatomo-pathologique, on trouve, dans la plupart des cas, des fongosités très abondantes et fétides, de la nécrose osseuse, des séquestres volumineux, parfois même un véritable magna caséeux ; le pus, lui-même, est différent ; il est verdâtre, crémeux, il ressemble au pus des abcès froids, il peut enfin contenir du bacille de Koch.

Au point de vue de l'évolution clinique, cette forme de mastoïdite est plus torpide et elle produit plus de dégâts ; elle affecte volontiers une marche chronique d'emblée, car elle ressemble souvent à un abcès froid de la mastoïde et de la caisse. Enfin, elle est plus grave, puisque sur 25 cas, nous avons 11 morts, soit 44 0/0.

Au point de vue des antécédents, nous avons trouvé des antécédents héréditaires tuberculeux dans 48 0/0 des cas et des antécédents tuberculeux personnels dans 64 0/0.

Enfin, l'examen otoscopique lorsqu'il sera possible et l'étude microscopique du pus aideront, et le dernier moyen surtout nous permettra d'affirmer le diagnostic de cette mastoïdite tuberculeuse.

Quant au traitement, il consistera, lorsque les dégâts constatés seront considérables (ce qui est presque la règle absolue), dans l'évidement pétro-mastoïdien, qui seul permettra le nettoyage parfait de l'oreille moyenne et de ses cavités annexes pleines de pus, de fongosités et envahies par la nécrose.

Vu et permis d'imprimer
Montpellier, le 17 juillet 1908.
Le Recteur,
ANT. BENOIST.

Vu et approuvé
Montpellier, le 17 juillet 1908.
Le Doyen,
MAIRET

BIBLIOGRAPHIE

1889. Netter. — Des altérations de l'oreille moyenne chez les enfants en bas-âge. C. R. de la Soc. de Biol., Paris, 1889, I, 305.

1892. Cheatle (A.-H.). — Lancet. London, 1892. II, 1264.

1893. Courtade (A.). — Anatomie topographique de l'oreille chez le nouveau-né. Annales des maladies de l'oreille, Paris, 1893, XIX, 682.

1896. Bounier (P.). — Anatomie de l'oreille. Paris, 1896, in-12.

1896. Cheatle (A.-H.). — Archiv. of Otol., N. V., 1896. XXV, 271-273.

1896. Lorenzo (G. di). — Arch. intern. di med. e chir., Napoli, 1896, XII, p. 52.

1898. Brown. — Mastoïditis in young children. North-west Lancet, Saint-Paul, 1898, XVIII, 488-490.

1898. Millet. — L'apophyse mastoïde chez l'enfant. Th. de Paris, 1898.

1899. Fournié. — La mastoïdite de Bezold. Thèse de Paris, 1899.

1899. Lermoyez. — Mastoïdites de Bezold chez le nouveau-né. Annales des maladies de l'oreille, 1899, p. 559.

1900. Lubet-Barbon et Broca. — Rapport au Congrès de 1900. Section d'otologie.

1900. Luc. — Leçons sur les suppurations de l'oreille moyenne. Paris, 1900.

1900 Menière. — La mastoïdite chez l'enfant. Congrès de 1900. Section d'otologie, p. 378.

1902 Broca (A.). — Anatomie de l'oreille moyenne. Actualités médicales. Masson, 1902.

1902 Porcher (W.-P.).— Mastoïd disease in infants. New-York Med. Journal, 1902. LXXVI, 591.

1903. Barbarin (P.). — La région mastoïdienne, Gaz. des hôpitaux. Paris, 1903, LXXVI, 57, 89.

1903-4. Broca (A.). — Les mastoïdites des nourrissons. Arch. intern. de chirurgie. Gand, 1903-4, I. 388-400.

1904. Bellin. — Etude sur l'anatomie des cellules mastoïdiennes. Ann. des maladies de l'oreille, 1904, numéro 1, page 329.

1904. Broca (A.). — La mastoïdite aiguë des nourrissons. Bull. méd., Paris 1904. XXII, 23.

1904-5. Laimé. — Mastoïdites non précédées d'otite suppurée. Thèse de Paris, 1904-5.

1905. Georges-Laurens. — Trépanation mastoïdienne chez un nouveau-né de trois semaines. Société d'obstétrique. Novembre 1905.

1906. Boquel. — Mastoïdite chez le nouveau-né. Archiv. méd. d'Angers, 1906, 20 juillet.

1906. Gamgee. — Prima caries of mastoïd process a cause of abcess in young children. Lancet, London, 5 mai 1906.

1906. Henrici. — Recherches sur la tuberculose de l'apophyse mastoïde chez l'enfant. Zeitschrift für Ohrenheilkunde, LI, p. 11, janvier 1906.

1906. Salamo (A.-R.). — Les mastoïdites des nourrissons. Thèse de Paris, 1906.

1907. Fournier (de Marseille). — La mastoïdite des nourrissons. Pédiatrie pratique, 15 avril 1907.

1907. Mouret (de Montpellier). — Le procédé de Subermann. Communication au Congrès français d'oto-rhino-laryngologie, Paris, mai 1907.

1907. Salamo. — Les mastoïdites chroniques des nourrissons. Arch. générales de médecine, février 1907, numéro 2.

    — Quelques particularités de la mastoïdite des nourrissons. Arch. intern. de laryngologie. Paris, 1907, numéro 5.

1908. Toubert. — La suture immédiate après les opérations sur la mastoïde. Arch. intern. de laryngologie, 1908, n°3, p. 743.

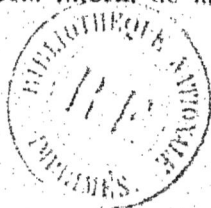

SERMENT

En présence des Maîtres de cette Ecole, de mes chers con-
disciples, et devant l'effigie d'Hippocrate, je promets et je jure,
au nom de l'Être suprême, d'être fidèle aux lois de l'honneur
et de la probité dans l'exercice de la Médecine. Je donnerai
mes soins gratuits à l'indigent, et n'exigerai jamais un salaire
au-dessus de mon travail. Admis dans l'intérieur des maisons,
mes yeux ne verront pas ce qui s'y passe ; ma langue taira les
secrets qui me seront confiés, et mon état ne servira pas à
corrompre les mœurs ni à favoriser le crime. Respectueux et
reconnaissant envers mes Maîtres, je rendrai à leurs enfants
l'instruction que j'ai reçue de leurs pères.

Que les hommes m'accordent leur estime si je suis fidèle
à mes promesses! Que je sois couvert d'opprobre et méprisé
de mes confrères si j'y manque !

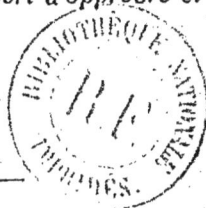

www.ingramcontent.com/pod-product-compliance
Lightning Source LLC
Chambersburg PA
CBHW070908210326
41521CB00010B/2105